AF602258

LETTRE DE M***
A UN
DE SES AMIS,

Touchant la petite Verole & la Rougeole, au ſujet de la methode de Monſieur Serin, avec pluſieurs exemples des cures que ce dernier a faites.

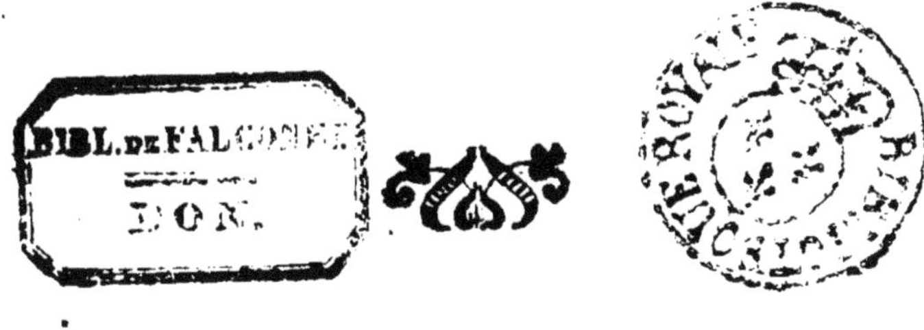

M. DCC XV.

MONSIEUR,

VOUS me marquez par votre lettre que vous avez vû dans votre voyage de Paris M. l'Abbé *** âgé de trente ans gueri, en douze jours d'une attaque d'apoplexie, & de paraliſie ſur le bras droit, & rendu capable en ſi peu de temps de reprendre une application trés-penible pour continuer les ouvrages que vous avez vû, & que c'étoit par les remedes, & les ſoins du ſieur Serin Medecin; que depuis que vous êtes dans votre retraitte, vous avez vû trois perſonnes qui ont été guéries d'une petite verole accompagnée des accidents les plus fâcheux avec un remede trés-agreable par M. Serin Medecin de Paris.

Vous dites ensuite que vous avez entendu parler d'un M. Serin qu'on appelle Medecin de la poitrine. On vous a dit, ajoutez-vous, du dernier, qu'il n'avoit qu'un syrop pour la poitrine, & bien d'autres choses que vous supprimez, parce que vous avez soubçonné de l'envie & du deffaut de probité dans ceux qui vous en ont parlé.

Vous me demandez là-dessus:

Premierement, que je tâche de découvrir, s'il y a trois personnes du même nom qui professent la Medecine à Paris, ou si c'est le même, dont ces differentes personnes vous ont parlé.

Secondement, vous m'ordonner de tâcher de connoître cet homme par moi-même, ou par mes amis, & de vous en dire mon sentiment.

Troisiemement, vous voulez que je tâche de sçavoir ce qu'il pense sur la petite verole & rougeole, & ce que c'est que son remede, sa maniere de traiter ces maladies, car s'il faut ajouter foi aux personnes qui vous en ont parlé, son remede joint à sa methode a produit, dites-vous, des effets surprenants & paroît infaillible, & de sçavoir si ce remede peut se transporter.

Vous finissez cet article en me disant qu'on vous a dit tant de bien & tant de mal de ce Medecin que vous croyez qu'il vous est important de vous informer le plus que vous pourez de ce qui le regarde, pour pouvoir en cas de besoin avoir recours à lui, s'il est tel que quelques-uns le disent.

Je m'en vais repondre le plus exactement que je pourrai à toutes vos questions.

Il ſe trouve par hazard que le Medecin, dont vous me parlez m'a ſecouru dans pluſieurs maladies, & que je le connois aſſez pour pouvoir vous ſatisfaire.

Je vous dirai, 1° que c'eſt le Medecin qui a tant de reputation pour les maux de poitrine, qui a gueri l'Abbé dont vous m'avez parlé & pluſieurs autres perſonnes de ma connoiſſance du même mal, c'eſt-à-dire de l'apoplexie avec un remede qui les exempte d'aller aux Eaux, & qu'il m'a aſſuré que de puis vingt-deux ans, il n'avoit vû retomber que deux perſonnes qui avoient été aux Eaux contre ſon avis & qui avoient ſuivi d'autres conſeils, M. Cadeau, c'eſt le même qui a auſſi un remede, & une methode pour la rougeole, & la petite verole qui reuſſit dans tous les temps, & dans tous les accidents.

Je reponds à votre ſeconde queſtion, que je ſçai par de bons endroits que c'eſt un homme qui a étudié toute ſa vie, qui eſt d'un travail infatigable, qui s'occupe nuit & jour ou à voir des malades, ou à faire de nouvelles découvertes pour perfectioner la Medecine.

Perſonne du moins de ceux qui le connoiſſent ne diſconvient, qu'il ne ſoit Phyſicien, & Métaphyſicien, j'ay déja vû pluſieurs cayers de Metaphyſique dans leſquels il entreprend de donner la veritable notion des choſes; je vous dirai que j'en ſuis tres content.

Pour ce qui eſt de la Phyſique, nous avons entendu dernierement un diſcours qu'il fit devant pluſieurs perſonnes, dans lequel mettant toutes choſes hors de diſpute, & faiſant abſtraction de tout autre ſyſtême, il prouva que tout ſe faiſoit dans la Nature par le Magnetiſme, & l'équilibre, & je puis vous aſſurer que tout le monde parut ſatisfait; enfin nous l'avons entendu parler pour la troiſiéme fois ſur les maladies en general. Il nous dit qu'elles étoient toutes humorales, ou archeales, ou archeales & humorales tout enſemble. Il ſoutint qu'on ne faiſoit pas aſſez d'attention dans le traitement des maladies au mouvement de l'archée, c'eſt-à-dire des eſprits animaux, & que c'étoit l'archée en fureur qui faiſoit mourir tant de perſonnes tout d'un coup & d'une maniere ſi peu attenduë dans la rougeole & dans la petite verole.

Il n'épargne ni ſoin, ni dépenſe pour s'inſtruire & connoître tous les remedes, & toutes les découvertes qu'on a faites dans les pays les plus éloignez. J'ay vû chez luy deux *ginſengs qu'on vend à la

Chine au poids de l'or, la pierre de Gaſpar-Antonio, ſi fameuſe dans les Indes Orientales, des cancres de mer petrifiez, &c.

Pour vous faire comprendre que ce n'eſt que ſes envieux qui peuvent dire qu'il n'a qu'un remede pour la poitrine, je vous dirai qu'il a étudié en pluſieurs Faculrez & ſous les plus habiles Maîtres, qu'il a gouverné pluſieurs Hôpitaux & vû continuellement des malades depuis 30 années. Vous m'avouërez aprés cela qu'il peut avoir appris à ordonner de la rubarbe, du ſené & de la caſſe comme les autres.

Ses ennemis font pourtant courir qu'il n'a qu'un remede compoſé avec de l'oppium, & on garde ſi peu de ménagement, quand il s'agit de parler de luy, qu'on a bien oſé dire à l'Abbé, qu'il l'avoit gueri de l'apoplexie avec de l'oppium, & chez M. le Duc *** qu'il avoit donné à Madame ** malade d'un hydropisie de poitrine, de l'oppium pour vuider ses eaux, ce qui empêcha la malade de continuer, & fut certainement cause de sa mort. Il m'a assuré qu'il ne s'en servoit point, parce qu'il est trop âcre & trop enyvrant, & qu'il defie qui que ce soit de pouvoir lui réprocher que quelqu'un ait trop dormi par ses remedes,

Je puis vous assurer que je lui connois plusieurs specifiques dont je vous parlerai dans la suite, & qu'il employe trés-heureusement, outre les remedes ordinaires qu'il connoît au moins, comme les autres.

Ce n'est certainement pas avec de l'oppium qu'il a gueri Mademoiselle Dionis fille de l'illustre M. Dionis Premier Chirurgien de Madame la Dauphine, d'un squirre qui occupoit tout le côté droit du ventre, & en même temps d'un abcés dans le poulmon, M. Bondin Medecin ordinaire du Roy l'a vûë dans cet état.

Ce n'est pas avec de l'oppium qu'il a gueri Madame Rassicot Avocat, dont le merite est assez connu dans Paris, d'un squirre au foye, qui s'étant joint à une inflammation, avoit reduit la malade à l'extrêmité. On l'appella quand on la crut desesperée, & que reduite à la derniere foiblesse par un vomissement continuel, elle n'attendoit plus que la mort, il lui donna un remede qui fit un si bon effet que dans moins de deux heures les accidents commencerent à diminuer, & la malade se trouva au quatriéme jour en état de marcher & de vivre comme une personne en santé.

Ce sont des faits, Monsieur, incontestables qui devroient faire taire la calomnie & la couvrir de honte.

Ce n'eſt pas avec de l'oppium qu'il a gueri chez Son Alteſſe Mademoiſelle de Boüillon, Mademoiſelle Leroy d'un ſquirre au ſein qui a paſſé pour un cancer, il l'a guerie dans une compilation de pluſieurs maladies mortelles, M. Felix Premier Chirurgien du Roy la traitoit avec M. Falconet le pere. M. Terait Premier Medecin de Madame, l'a vûë, & a demandé au ſieur Serin de lui dire non ſon remede, mais les indications qu'il avoit priſes. M. Marechal Premier Chirurgien du Roy, & M. Hardy Premier Chirurgien de noſtre incomparable Regent, lui porterent un emplâtre qu'on n'applica point, car elle a été guerie ſans aucune application exterieure. Je ſuis aſſuré que ces Meſſieurs en rendront témoignage, ge, parce que leur probité & leur merite les mis au dessus de l'envie & je suis encore assuré que Leurs Altesses Mademoiselle de Boüillon, & Monseigneur le Duc de Boüillon s'interessant comme ils font au bien public, ne trouveront pas mauvais que le sieur Serin dise que la cure a été faite sous leurs yeux.

Ce n'est pas avec de l'oppium qu'il a gueri Madame Banquel femme de M. Banquel Concierge de l'Hôtel de Boüillon, de huit trous, ou ulceres qu'elle avoit au bras droit, qui ayant carié les os du bras se soutenoit depuis huit ans contre les remedes de tous les Chirurgiens; elle fut guerie en vingt-cinq jours sans aucune application exterieure. M. Banquel son mari Marchand Tapissier ruë S. Nicaise, en peut rendre témoignage, la cure a été faite sous les yeux de Madame la Ducheſſe de Boüillon, qui a toujours vû ſa malade faire ſes fonctions ſans aucune interruption. M. le Marquis Dampare Mouſquetaire Gris a eu le bonheur de voir exfolier & renaître ſes deux mâchoires dans les parties qui compoſent l'alveole des dents aprés une fievre maligne, & une petite verole, conſerver trois dents de devant qu'on avoit voulu lui arracher. M. Mareſchal, M. Beſſiere, & M. Barraire Chirurgien des Mouſquetaires l'ont vû dans le temps. Madame le Vacher belle ſœur du Preſident à la Cour des Monnoyes, au cinquiéme d'une fievre maligne devint froide de tout ſon corps excepté le throne qui conſerva une chaleur mediocre, le nez & les bouts des doits étans devenu tout noirs, commençant à ſe mortifier pendant l'eſpace de trois jours que ce froid de mort dura ; en ſorte qu'avant que la chaleur fut rappellée, le tendon de l'index de la main droite au commencement de la ſeconde phalange en dedans commença à pourir, & emmena des accidents ſurprenants. Le nez fut attaqué de la pouriture, les marques en reſtent au nez & aux doits. La malade a eſté parfaitement guerie. M. le Curé & M. le Vicaire de S. Gervais ſont témoins de la cure, & M. Meri cet illuſtre Academicien qui eſt Chirurgien Major de l'Hôtel-Dieu, a vû une fois ces, & en a jugé la cure tres-difficile qui apparemment n'a pas eſté faite avec de l'oppium. On ajoute ici deux cures extraodinaires toutes reſcentes.

Il vient de guerir Mademoiſelle Duprez ſi connuë, & dont le merite ſera tranſmis a la poſterité par les vers que Monsieur Huet Evêque d'Avranches lui a consacrez, *ad prateam virginem*, elle a quatre-vingt ans, on a appellé M. Serin dans le temps que sa poitrine se remplissant, elle etoit dans le funeste accident qu'on appelle le rale de la mort, & tout le monde avoit jugé avec raison qu'elle n'avoit que quelques heures à vivre; elle etoit dans le quatoze d'une fievre maligne qui a duré jusqu'au vingt-huit, & qui depuis a esté accompagnée d'une letargie complete, interrompuë sans aucune suitte par la convulsion de tous le corps qu'on appelle, *tetanus*, par de frequents mouvements convulsifs de tous ses membres & par une prostration entiere de toutes ses forces, avec un deffaut entier de memoire, elle a été guerie au trentiéme, & toutes choses ont eté retablies.

M. de Perci Secretaire de commendement de Son Alteſſe Madame la Princeſſe de Conti premiere Doüairiere, eſt neveu de la malade & temoin avec toute la famille de tout ce qui s'eſt paſſé.

Madame Beauxhoſtſes qui tient une maiſon des Dames Carmelites de la ruë Chapon, amie depuis cinquante ans de Mademoiſelle Duprez, âgée de quatre vingt ſix ans a eſté attaquée d'une apoplexie, qui a degeneré en paralyſie ſur la langue & ſur la moitié du corps du côté gauche, on a appellé M. Serin au quatre de ſa maladie, ſa poitrine commençant à ſe remplir; elle eſt aujourd'huy au dixiéme de la maladie & paroît entierement guerie de tout accident marchant & mangeant comme en parfaite ſanté depuis la journée d'hyer.

M. Garno Auditeur des Comptes est son petit fils qui peut en rendre témoignage avec les Dames Carmelites. La cure est pourtant encore sujete à caution à cause de l'âge.

Si M. Serin fait toutes ces cures avec de l'oppium, cet oppium doit être plus excellent que le Nepenthés d'Homere ; s'il les fait toutes avec un seul remede, il faut que ce remede soit le remede universel, l'alchaest, la panacée, en un mot il faut que le sieur Serin soit adepte.

Finissez donc, me direz-vous, & dites-nous seulement, si toutes ces choses étoient vraïes, d'où vient que tout le monde n'a pas recours a M. Serin.

Je vous repondrai à cela que les faits que je vous ay rapportez sont incontestables par le seul exposé. On n'auroit qu'à s'informer, ſi l'on vouloit, mais la choſe n'eſt apparremment pas aſſez de conſequence, & les gens aiment mieux croire ce qu'on leur dit contre M. Serin, que de s'en éclaircir. En effet on a raiſon, car ce Medecin s'occupe toujours à guerir les malades pauvres, ou riches, ſans en refuſer aucun, non à faire ſa cour, tandis que d'autres s'occupent à le detruire, au grand detriment de ceux qui les écoutent & qui ſe laiſſent ſi fort gagner par leur adreſſe, qu'on les conduit juſqu'à la mort, ſans qu'ils veüillent ſe ſouvenir des cures qu'ils ont vû faire à M. Serin. Certaines gens s'inſinuent, ſont aſſidus, flattent, gagnent le cœur, & tournent tellement l'eſprit des malades, que ces derniers ne ſe ſouviennent plus des ſervices eſſentiels, qu'on leur a rendus: ainſi va le monde.

Car ſçachez que petits offices,
Gagnent mieux qu'effectifs ſervices.

Il y en a qu'il appelle pſeudotime, dont il ſe croit trop vengé, parcequ'ils ſçavent qu'il n'ignore pas qu'ils employent le detour, & le menſonge pour lui nuire, ou plûtot pour nuire au malade.

Venons preſentement à la troiſiéme queſtion qui regarde la petite verole, & la rougeole, qui eſt apparemment celle dont vous atendez la réponſe avec plus d'impatience.

Je vous dirai donc pour vous ſatisfaire ſur ce point, que M. Serin que j'ay conſulté & que j'ay arrêté autant que j'ay pû n'a voulu me dire que ce qui ſuit.

1°. Il ma dit que ce ſeroit dans un Traité particulier dans lequel il reſoudoit ſi ces maladies viennent d'une diſpoſition qui ſe trouve naturellement dans la maſſe du ſang, ou ſi elles ſont épidemiques, & que ce n'etoit pas preſentement le lieu de reſoudre cette difficulté.

2°. Que ces deux maladies avoient pour cauſe le même venin qui eſt de nature ſaline, & qui ſelon qu'il exalte les ſouphres du ſang ou qu'il les diviſe fait la rougeole, ou la petite verole ſelon l'état où il trouve ces ſouphres.

3°. Que ces maladies ſont humorales, & archeales, & que c'eſt l'archée irrité qui cauſe toutes les morts ſurprenantes qui arrivent dans ces maladies, c'eſt-à-dire qu'outre l'infection de la maſſe du ſang, il s'eleve dans l'agitation que lui donne ce venin, des particules malignes qui ſe mêlant avec les eſprits & les mettant en fureur, cauſent le grand accident qui eſt ſuivi d'une mort precipitée.

4. Que le grand accident n'eſt

autre chose qu'une agitation de l'esprit & du corps, qui dans le temps qu'on croit que les choses vont le mieux, surprend le malade, & est bientôt suivie d'une mort qui étonne tous les assistants. 5. Que le grand accident continuë à revenir pendant huit à neuf jours, prenant les trois, ou quatre premiers jours une fois par jour, ensuite deux fois, ensuite trois, changeant tous les jours de temps, & d'heure, comme s'il vouloit surprendre le malade & le Medecin. 6. Que si on ne connoît pas à peu prés le temps du grand accident, & si on n'a pas un remede qui puisse sur le champ l'ôter les malades meurent au premier: c'est pourquoi on ne connoît gueres ce que nous venons de dire de ce grand accident. 7. Il y a plusieurs sortes de ces maladies.

La premiere, quand le venin n'eſt ni abondant, ni fort exalté, & qu'il ſort au dehors ſans accident, ou quand les accidents ceſſent aprés l'eruption.

La ſeconde, eſt quand le venin étant un peu plus abondant, & un peu plus exalté, cauſe quelques accidents avec une fiévre qui n'eſt pas tout à fait exempte de malignité.

La troiſiéme eſt celle, où il y a une trop grande abondance de matiere de ſuppuration à cauſe de la diſpoſition du ſang qui met le malade en danger par le ſeul effet de la ſuppuration, ce qu'il faut bien diſtinguer.

La quatriéme eſpece eſt celle où le venin eſt ſi exalté, ou ſi abondant qu'il excite une fievre maligne continue avec des redoublements accompagnez de freneſie, &c.

La cinquiéme espece est celle qui est proprement archeale, dans laquelle il se détache des matieres capables de se mêler avec les esprits, de les suivre dans les petits tuyaux des nerfs & de causer le grand accident, c'est la plus dangereuse de toutes les petites veroles, elle est plus terrible que la peste, elle sort quelque fois sans accident, & les malades ne sentent aucun mal & demandent à manger à l'ordinaire. Cependant dans la suite de la maladie, dont on ne tient pas conte, le malade se trouve tout d'un coup surpris du grand accident & meurt si l'on n'a pas un remede tout prêt. C'est ce qui fait que les malades purgez au dix, au douze, meurent le jour même, au grand étonnement de tout le monde. 6. Il y a des petites veroles qui sortent difficilement, d'autres qui sortent facilement,

facilement, & d'autres qui ne ſortent point du tout. ce qui les empêche de ſortir, c'eſt ou le deffaut de vigueur dans le ſang, ou la trop grande ardeur de la fiévre qui tient tout en confuſion dans le ſang, & le fait couler trop rapidement pour en permetre aucune ſeparation. 8. Que des petites veroles qui ſortent, il y en a une qui eſt groſſe, & diſtincte, l'autre qui eſt confuſe & petite, & vient ſouvent par place.

La premiere a des ſouphres exaltez autant qu'il le faut pour la ſuppuration.

Dans la ſeconde, les ſouphres ont été plus diviſez par l'abondance, & la malignité du ferment, c'eſt ce qui la rend trés-dangereuſe. 9. Il y a des veroles jointes à la rougeole & des pourprées, d'autres qui ne le ſont pas.

Ces deux eſpeces ſont quand il y a, outre la matiere de la petite verole, des ſouphres aſſez diviſez pour joindre la rougeole à la petite verole, ou encore plus diviſez pour y joindre le pourpre, ce qui marque une plus grande malignité dans le venin.

Enfin il y a des petites veroles, où tous les grains ſont tranſparents, elles ſont cauſées par la diſſolution des ſouphres dans une ſeroſité maligne, & ſont des plus dangereuſes.

Il faut raiſonner de même de la rougeole ſi on en excepte ce qui regarde la ſuppuration. De toutes ces differences de petites veroles, il y en a dont le pronoſtic eſt tres heureux, & dont la moindre garde guerira tres-ſouvent le malade ſuivant certains uſages que les femmes ont coutume d'avoir, mais comme ces maladies ſont toutes archeales, on ne doit pas trop se fier a ces sortes de conduites, c'est souvent la mauvaise maniere de traiter qui rend ces maladies fâcheuses & le malade a plus à combatre contre les mauvais remedes que contre le mal.

Ce sont ces dernieres qui étant gueries, nonobstant la mauvaise conduite, ont donné naissance à tant de fausses methodes, & qui les remettent en vogue quand elles sont diffamées.

Pour la guerison de ces diverses sortes de petites veroles, & de rougeoles & de tous leurs accidents, il n'y a que deux indications.

L'une de corriger le venin & de le pousser au dehors par la transpiration, l'autre est de se rendre maître de l'esprit animal, ou de l'archée.

Le remede de M. Serin remplit parfaitement ces deux indications. C'eſt un diaphoretique ſulphureux, & alchali qu'on peut apelier un des plus grands remedes de la nature.

Il fait ſortir preſque ſur le champ le venin quand il a peine à ſortir, ou qu'il eſt rentré, comme il eſt arrivé à Madame Pachaut, Madame le Blanc, Mademoiſelle Vitri, Il ôte ſur le champ la freneſie quand on en donne un peu plus qu'à l'ordinaire, comme à Madame de la Cour, Madame le Blanc, & diminuë promptement l'embaras du poulmon & ôte le rale, en faiſant cracher les matieres qui s'y ſont engagées, comme à M. Guinois, à M. Deſſoſſi fils, il ôte en un inſtant le grand accident, comme on la vû faire à Madame Pachaut, &c. Il empêche même d'être marqué, & ôte juſqu'aux taches de rougeur, pourvu qu'on ne faſſe point de faute, comme il a fait à Madame de Bretonvilier, Madame de la Cotte, Mademoiſelle Mortemar, &c. Il empêche toutes les ſuites fâcheuſes de ces maladies, & les guerit dans ceux qui ont été mal conduits, comme à M. de Longeuil, &c. Il eſt fort agreable à prendre, on le prend tant qu'on veut, on le donne aux enfants a la mamelle, il ne fait aucun effet ſenſible dans le corps. Je m'en vais vous donner des exemples que M. Serin ma fournis qui mettent tout ce que j'ai dit de ſon remede hors de doute.

On peut tirer de ces exemples une induction qui eſt auſſi ſeure qu'aucune démonſtration pour prouver que le remede joint à la methode de M. Serin eſt le veritable ſpecifique de ces maux. Je vous adjouterai que M. Serin defie tous ſes ennemis de trouver plus de trois perſonnes qui ſoient mortes depuis vingt deux ans entre ſes mains , & que ces perſonnes n'ont pas continué ſon remede, ou en ont pris d'autres. Avant vous raporter ces exemples, je vous dirai que M. Serin nous a dit qu'il ſeroit bien aiſe que le public fut averti, que la plûpart des malades qui gueriroient entre les mains des gardes, meurēt entre les mains de ceux qui les traitent, ou parce qu'on ne ſe contente pas d'une chaleur moderée au dehors & qu'on échauffe extremement le malade par de grands feux, par des chambres trop exactement bouchées, & par la trop grande quantité de couvertures. On fait encore empirer ces malades par des bouillons trop ſucculants, par des cordiaux trop forts, qu'on tue ſouvent le malade par le mauvais uſage de la ſaignée & de l'emetique, & qu'on leur nuit beaucoup par la puanteur dans laquelle on les laiſſe cruellement. On a vû dans de certains endroits tout le monde ſe trouver mal dans la chambre des malades & ne pouvoir pas y ſoutenir un quart-d'heure, quelques robuſtes qu'ils fuſſent, comment oſe-t-on eſperer que des malades puiſſent ſoutenir ; & qu'ils ne meurent point par cette ſeule conduite ?

Je vous dirai avant finir que M. Serin ne purge qu'au vingt-un, parce que le ſang travaille juſqu'à ce terme, que les vieillards n'ont rien à craindre du côté de la dureté de leur peau, que c'eſt plutôt un deffaut de vigueur pour l'excentration du venin qui leur fait du tort, & enfin que ſon remede peut ſe tranſporter par tout ; puiſqu'il eſt revenu de plus de cinq cent lieües ſans ſe gâter.

Voici le Memoire de quelques uns de ceux a qui M. Serin a donné ſon remede dans tous les acidents les plus fâcheux & dans tous les differents temps de ces maladies je les rapporterai ſans ordre, comme ils ſe preſenteront.

MOnſieur le Marquis de Charot, depuis tué a la Bataille de Malplaquet, pour une rougeole trés-maligne en a pris douze jours & a été gueri.

Mademoiſelle de Mortemar Religieuſe à ſainte Marie, à S. Denis, en a pris ſeize jours pour la petite verole maligne accompagnée d'une diſpoſition à la letargie, & a été guerie.

Madame Pachaut malade de la poitrine depuis huit ans, en a pris trente jours pour une petite verole, dont on n'a jamais vû de deſcription, elle a eu plus de vingt fois le grand accident qui fait mourir tout d'un coup, pour lequel le remede eſt infaillible, les grains étoient longs de ſix lignes & tout noirs, accompagnés d'une enflure qui ſurvint à tout le corps & qui ſuppura par les grains, en ſorte que la ſuppuration dura juſqu'au trentiéme depuis l'eruption, elle a été guerie.

M. ſon fils en a pris quinze jours pour la petite verole & a eſté gueri ſans aucune marque de rougeur.

Madame la Preſidente de Bretonvilier en a pris dix huit jours pour la petite verole, accompagnée d'un tranſport, dans lequel elle entendoit des trompettes, elle a eſté guerie ſans aucune marque de rougeur.

Mademoiſelle ſa fille âgée de quatre ans en a pris quinze jours pour la petite verole dont les grains etoient noirs, & la Demoiselle étoit nouée elle a esté guerie.

Un des fils de M Jans aux Gobelins, l'a pris pour une petite verole accompagnée d'une frenesie qui dura dix jours & a esté gueri en douze prises.

Le fils de M. Beauvilier Gentilhomme Servant, âgé de dix mois, a pris du remede six jours pour une rougeole couverte de pourpre noir, tous les enfants du village de S. Maur, où il étoit, mourans de ce mal, & a esté gueri en six jours.

M. le Comte de Bonneval, l'a pris pour une rougeole maligne avec un devoyement qui l'avoit fait aller cent fois dans un jour & une nuit quand on appella M. Serin, il a esté gueri.

Mademoiselle de Bonneval en a pris aussi de même que M. son

frere qui l'a pris pour la ſeconde fois, dix jours pour la petite verole & a eſté gueri.

Madame la Marquiſe de la Coſte a pris du remede quinze jours pour la petite verole rentrée & a eſté guerie.

Mademoiſelle Mouchandi ſa fille l'a pris huit jours pour la rougeole & a eſté guerie.

Une des filles de M. Vitri l'a pris pour la petite verole rentrée avec un devoyement continuel & a eſté gueri.

Madame Berault la Cour Marchande, ruë Betiſi, l'a pris pour la petite verole accompagnée d'une freneſie tres conſiderable, & d'une fievre maligne, & a eſté guerie.

Chez M. Guinois Banquier vis-à-vis la ruë Grenier ſaint Lazare.

Mademoiſelle ſa fille agée de ſeize mois a pris du remede dix huit jours pour une petite verole rentrée, guerie par tranſpiration.

M. ſon fils âgé de huit à neuf ans l'a pris pour la verole ſur le poulmon. M. Serin fut appellé & le trouva valant depuis deux jours.

Madame d'Imbercour-Laugeois l'apris pour une rougeole maligne rentrée avec un froid de tout le corps qui dura deux jours & a eſté guerie.

Mademoiſelle Rijoli a pris le remede quinze jours pour une petite verole maligne accompagnée pendant plus de ſix jours de l'agitation qui precede le grand accident, & a eſté guerie.

Chez M. de Gournait Preſident à Mortier.

Mademoiſelle ſa fille l'a pris huit jours pour la rougeole & a eſté guerie.

La fille de M. Bertrand Marchand

chand de vin dans la ruë de la Chaiſe, l'a pris pour la petite verole accompagnée d'une fiévre maligne avec la freneſie & a eſté guerie.

Mademoiſelle de Culan d'Alaigre la pris pour une rougeole verolée, une fiévre maligne & une fluxion de poitrine & a eſté guerie.

Chez M. Blanpin, proche le Sepulchre.

Mademoiſelle ſa femme l'a pris pour une petite verole, accompagnée d'une fiévre maligne, laquelle fut à l'extremité pendant plus de douze jours, elle a pris le remede dix huit jours & a eſté guerie.

M. Salver fils tranſporté de neuf lieuës l'a pris pour une petite verole maligne avec des accidens trés-fâcheux & a eſté gueri

Chez M. de Guinonvile Fermier General

Un jeune homme attaqué d'une rougeole avec la fiévre maligne, pourpre, crachement de ſang, ſcignement de nez fut en danger preſſant pendant plus de dix jours, il a pris le remede quinze jours, & a eſté parfaitement gueri.

Chez M. de Gano.

M. ſon fils pour lequel M. Serin fut appellé ſur la fin du quatriéme de la maladie, le cinq commençant par un redoublement, il étoit tout couvert de pourpre avec une fiévre trés violente, accompagnée de mouvements & de grinſements de dents convulſifs, & d'une convulſion generale de tout le corps qui le rendoit de temps en temps roide, comme un bâton, & avec tous ces accidents, il avoit le devoyement qui le faiſoit aller continuellement, & par deſſus tout un delire continuel qui le faiſoit toujours parler ſans aucune ſuite. Il rejetta les deux premieres cuillerées du remede aprés l'avoir gargariſé, mais enſuite le remede étant tres bon il l'avala, on luy en donna depuis les deux heures de l'aprés-midy juſqu'au matin, obſervant de lui en donner de temps en temps, il repoſa trois heures la même nuit & fut trouvé le matin ſans aucun delire, ſans devoyement, ſans convulſion, il ne lui reſtoit en tout qu'une fiévre mediocre & les taches du pourpre, il a pris le remede pendant dix jours, mais le troiſiéme, il a eſté hors de danger, il eſt gueri.

Monſieur Girac premier Medecin de Son Alteſſe Royale Monſeigneur le Duc d'Orleans, qui a rendu juſtice en pluſieurs endroits à M. Serin, ne la lui refuſera pas dans cette occaſion, car il a vû le malade & l'a aydé de ſes bons conſeils.

M. Le Marquis de Brevedent étant ſorti avec la rougeole trés maligne l'avoit fait rentrer. Il tomba dans les accidents les plus fâcheux & fut à l'extrêmité, il cracha du ſang, il prit pendant neuf jours du remede & fut gueri.

Mademoiſelle Lantage âgée d'environ huit ans a eu une petite verole tres maligne, elle a eu pendant pluſieurs jours l'agitation par laquelle commence le grand accident qui a eſté tous les jours arrêté par le remede qu'elle a pris quinze jours & a eſté guerie.

M. de Foſſi fils, ruë Coquilliere, âgé de dix ans, a eſté attaqué d'une petite verole trés maligne, ayant ceſſé le remede parce qu'il ſe trouvoit mieux, il tomba dans des mouvements convulſifs continuels, resta vingt quatre heures sans parole, sans connoissance, sans vûë, les yeux ouverts & presque sans pouls, étant revenu de là aprés un vomissement du pû mêlé de sang par les remedes de M. Serin, il fut vingt-quatre heures dans un delire pendant lequel il parla, s'agita sans discontinuer, & fut parfaitement gueri le lendemain.

Mademoiselle Sauvage Marchande de bas au metier, ruë Aubribouchet, chez un Menuisier, âgée de neuf ans, attaquée d'une petite verole qui grossissoit beaucoup, & dont les grains etoient separés, elle sortoit si doucement qu'on n'en tenoit aucun compte & qu'on faisoit manger cet enfant qui avoit beaucoup de faim, elle eut quelque foiblesse le cinq & le six, au septiéme on appella M. Serin qui la trouva dans le grand accident, & dans une letargie profonde qui fut ſuivie d'une agitation épouventable ſans connoiſſance avec des mouvements convulſifs qui épouventoient tout le monde & une inclination à mordre qui tenoit de la rage, elle mordoit pluſieurs fois ſa couverture, ſon oreiller avec tant de force que ſon corps roidiſſoit, elle fut tirée de cet accident dans demi heure de temps & a eſté toujours de mieux en mieux, commençant à manger le lendemain, elle a eſté purgée aujourd'hui vingt deux de ſa maladie & ſe porte bien.

Dans la même maiſon.

Mademoiſelle Briacé a eſté attaquée à la ſuite d'une petite verole mal guerie d'une ereſipelle gangreneuſe qui gagnoit toute la teſte avec des douleurs tres violentes, a eſté guerie en ſix jours.

Chez M Longueil dans l'Isle.

M. son fils aprés une rougeole mal gueri resta paralitique des parties inferieures & tomboit en foiblesse dix à douze fois en vingt quatre heures depuis plusieurs jours il a esté parfaitement gueri en dix jours.

Mademoiselle Pacrot, Cloistre S. Benoit, l'a pris pour une petite verole maligne, accompagnée d'une fiévre qui a continué presque toujours avec un paralysie sur la langue dans le temps de l'eruption, elle a esté guerie.

Madame la Comtesse de Tauge l'a pris pour une rougeole pourprée avec un rale de quatre à cinq jours & un crachement de sang si considerable qu'elle en remplissoit plusieurs assietes, a esté guerie sans saignée.

Madame de Montmoranci, Religieuse à la Ville-l'Evêque,

dont la rougeole disparoissoit tous les matins & ne se montroit que dans les redoublements du soir, elle ne fut ni saignée, ni purgée avec l'emetique comme on vouloit, & fut guerie en trois jours par le remede.

Mademoiselle Monier, ruë neuve des petits Champs, vis-à-vis l'Hôtel Mazarin, eut la petite verole, & fut en danger continuel pendant plus de 12 jours par des accidents les plus fâcheux, prit 12 prises du remede & fut parfaitement guerie.

Madame le Blanc sa cousine germaine, ruë S. Thomas du Louvre, fit appeller M. Serin au quatriéme d'une petite verole rentrée accompagnée de frenesie, & d'une agitation continuelle qui dura pendant dix jours, &c. On lui donna du remede à dix heures au soir qui fit sortir cette même nuit la petite verole en si grande abondance que tout le monde fut surpris le lendemain, elle a pris quinze jours du remede & a esté guerie.

Voila assez d'exemples pour prouver ce que nous avons avancé du remede, & de la methode de M. Serin. Avant finir il est important que je vous fasse une observation qui est que le sieur Serin n'a jamais vû de mauvais effet de la saignée avant l'eruption, & qu'il trouve beaucoup plus de facilité quad les malades ont esté saignez.

Il dit la même chose de la purgation, quoique son remede ait gueri tous ceux qui n'ont point voulu être saignez ni purgez. Je finis en vous disant que ledit sieur n'ayant plus certaines raisons qu'il avoit de se taire, nous l'obligerons incessamment de donner ses ouvrages au Public, ſur-tout ſous un regne où les Arts & les Sciences fleuriront plus que jamais. Je ſuis, &c.

A Paris, ce 25. Octobre 1715.

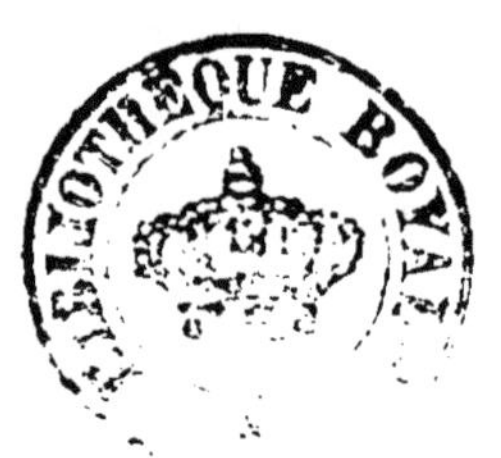

www.ingramcontent.com/pod-product-compliance
Ingram Content Group UK Ltd.
Pitfield, Milton Keynes, MK11 3LW, UK
UKHW020451180726
13839UKWH00004B/1759